AF298485

RECHERCHES

SUR L'ACARUS,

OU

SARCOPTE DE LA GALE DE L'HOMME.

IMPRIMERIE DE COSSON,
RUE SAINT-GERMAIN-DES-PRÉS, 9.

RECHERCHES
SUR L'ACARUS,

OU

SARCOPTE DE LA GALE DE L'HOMME;

Par Albin GRAS,

DOCTEUR-ÈS-SCIENCES, ÉLÈVE A L'HÔPITAL SAINT-LOUIS.

Vocantur aratores (Sirones), et merito arant enim semper inter cuticulam et cutem.

(CASAL.)

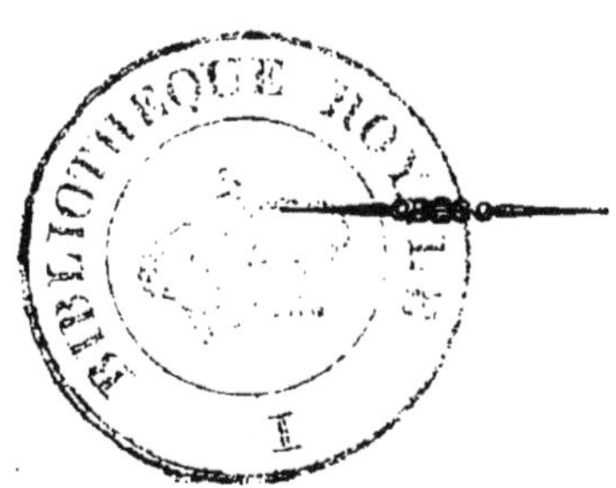
BIBLIOTHÈQUE ROYALE

PARIS,

BÉCHET JEUNE

LIBRAIRE DE LA FACULTÉ DE MÉDECINE DE PARIS,
RUE DE L'ÉCOLE DE MÉDECINE, Nº 4.

11 OCTOBRE 1834.

RECHERCHES

SUR L'ACARUS,

OU

SARCOPTE DE LA GALE DE L'HOMME.

Peu de questions en médecine ont été plus controversées que celle de l'existence d'un acarus dans la gale de l'homme. Admis et rejeté tour à tour, cet insecte vient de prendre définitivement rang dans nos cadres nosologiques, au moment même où nos plus habiles pathologistes s'accordaient à le repousser. Cependant, comme on le verra par les extraits cités plus bas, les anciens observateurs ne nous ont presque rien laissé à dire sur son compte; ils ont décrit avec détail une foule de particularités; et avec un peu plus d'exactitude d'une part et moins de précipitation de l'autre, on eût évité bien des recherches inutiles.

Avenzoar ou Abinzoar, médecin arabe du douzième siècle, parle le premier d'un insecte caché sous la peau. « Il y a, dit-il, une chose connue sous le nom de *soab*, qui laboure le corps à l'extérieur, elle existe dans la peau, et lorsque celle-ci s'écorche en quelque endroit, il en sort un animal extrêmement petit et qui échappe presque aux sens. »

Après un long espace de temps, Scaliger s'exprime ainsi dans son traité adréssé à Cardan en 1557 : « En écrivant sur l'acarus d'Aristote, vous l'avez justement comparé avec le *garrapate*.... Les Padouans le nomment *pedicello*, les Tauriniens *scirro* et les gascons *brigant*. Il est admirable, sa forme est globuleuse; il est si petit qu'on a peine à l'apercevoir.... Il se loge sous l'épiderme, en sorte qu'il brûle par les sillons qu'il se creuse. Extrait avec une aiguille et placé sur l'ongle, il se met peu à peu en mouvement, surtout s'il est exposé aux rayons du soleil. En l'écrasant entre deux ongles, on entend un petit bruit, et on fait sortir une matière virulente aqueuse. Ce ricin, produit de la malpropreté, s'attache à la barbe, aux aisselles et àl'aine. » — (J. C. Scaliger, *de subtilitate ad Cardanum exer.* 194.)

Beaucoup d'autres médecins tels que Ingrassias, Joubert, Gabucinus, etc., supposèrent aussi l'existence d'un insecte parasite de la gale.

En 1596 le naturaliste Aldrovande remarque que le pedicello ou sciro rampe entre la peau et l'épiderme, qu'il infecte surtout les pieds et les mains, se creusant des espèces de galeries sinueuses et formant des vésicules non suppurantes, que si l'on crève ces vésicules il en sort des animaux si petits que pour les apercevoir il faut de très-bons yeux et une vive lumière.

Dans son *Theatrum Insectorum*, imprimé en 1634 à Londres, Mouffet s'exprime ainsi : « Les cirons sont les plus petits animaux connus; ils prennent leur origine ou sur le vieux fromage, ou sur la cire, ou sur la peau humaine. Les gens du peuple attaqués de la gale, les en retirent avec la pointe d'une épingle. Les Allemands les appellent *seuren*, et la manière de les prendre, la chasse des *seuren*. Ces animaux se trouvent sous l'épiderme, y creusent des galeries et occasionent par là un prurit très-incommode. Les parties du corps où la peau est la plus fine sont celles où ils se multiplient de préférence. En les tirant avec une épingle et en les plaçant sur l'ongle ils

remuent, surtout si on les expose au soleil. *Il faut ob-*
server que les seuren ne se trouvent pas dans les pus-
tules, mais à côté. »

Hauptmann, médecin allemand, donna en 1657 une
mauvaise figure de notre acarus, il le représente pourvu
de six pates et de quatre crocs.

On trouve le passage suivant dans un ouvrage de Haf-
feureffer, autre médecin allemand :

« La quatrième espèce de pou prend naissance entre
l'épiderme et la peau, dans l'intervalle des doigts des
pieds et des mains. Sa forme est celle des œufs de papil-
lons. Il est en effet rond, blanc, et si petit qu'on peut à
peine le voir ; il rampe sous la peau et occasione par sa
morsure un prurit insupportable. Il ne sort jamais et reste
toujours caché entre la peau et l'épiderme. On l'appelle
acarus, ciron, pedicello; en allemand *lebendige seuren,* etc.»
(Voyez *Nosodochium cutis affectus, Ulmæ,* 1660, pag. 77
et 295.)

Muller donna une figure de l'acarus plus exacte que celle
de Hauptmann, dans les *Acta eruditorum* de l'année 1682.

En 1687, le docteur Bonomo ou Bononio nous en a
laissé une description plus complète, avec une figure, dans
la fameuse lettre adressée à Redi, et depuis reclamée par
le pharmacien Cestoni. -

Voici un extrait de cette pièce fondue avec une autre
lettre de Cestoni à Vallisnieri :

« Tandis que, guidé par vos vues et sous vos auspices,
je faisais des expériences sur les insectes, je lus par hasard,
dans le dictionnaire de l'Académie *della Crusca* (1),
que le ciron est un très-petit ver qui se forme sous

(1) Pellicello è un picciolissimo bacolino, il quale si genera
à rognosi, in pelle in pelle, e, rodendo, cagiona un acutissimo

la peau des galeux, et dont la morsure cause une extrême démangeaison ; ayant trouvé depuis que Joseph
Lorenzio adopte cette opinion , jeus la curiosité de
vérifier le fait par moi-même. Je communiquai ce des-
sein à M. Hyacinthe Cestoni : il m'assura avoir vu plusieurs fois de pauvres femmes, dont les enfans étaient
galeux, tirer avec la pointe d'une épingle, des plus petites pustules, avant qu'elles fussent mûres et purulentes,
je ne sais quoi qu'elles écrasaient sur l'ongle, non sans
un petit craquement; et qu'à Livourne les galériens se
rendaient réciproquement le même service. Il ajouta qu'il
ne savait pas avec certitude si les cirons étaient effective-
ment des vers : ainsi nous résolumes tous deux de nous en
éclaircir. Nous nous adressâmes donc à un galeux, en lui
demandant l'endroit où il sentait la plus forte demangeaison : il nous montra un grand nombre de pustules qui
n'étaient pas encore purulentes. J'en ouvris une avec la
pointe d'une épingle très-fine; et après avoir exprimé un
peu de la liqueur contenue, j'en tirai un petit globule blanc
presque imperceptible; nous observâmes ce globule au
microscope, et nous reconnûmes, avec toute la certitude
possible, que c'était un ver, dont la figure approchait de
celle des tortues, de couleur blanchâtre, le dos d'une
couleur un peu plus obscure, garni de quelques poils
longs très-fins. Le petit animal montrait beaucoup de vi-
vacité dans ses mouvemens. Il avait six pates, la tête poin-
tue et armée de deux petites cornes ou antennes à l'extrémité du museau. Nous ne nous en tînmes pas à cette
première observation, nous la répétâmes un grand nombre
de fois sur diverses personnes attaqueés de la gale, d'âge,
de tempérament et de sexes différens, et en diverses

pizzicore. Burchiello (poeta fiorentino) « che per non fare a pellicelli
oltraggio io pasto agresto, e premolo co'guanti. » (Art. PELLICELLO.)

saisons de l'année, nous trouvâmes toujours des animaux de même figure. On en voit dans presque toutes les pustules aqueuses ; je dis dans presque toutes, parce qu'il nous a été quelquefois impossible d'en trouver.

« Il est très-difficile d'apercevoir ces insectes sur la superficie du corps, à cause de leur extrême petitesse et de leur couleur semblable à celle de la peau : cependant nous les y avons vus marcher plusieurs fois, surtout dans les articulations, dans les plis, les rides et les petits sillons de la peau. Ils s'introduisent d'abord par leur tête aiguë, et ils s'agitent ensuite, rongeant et fouillant, jusqu'à ce qu'ils se soient entièrement cachés sous l'épiderme, où il nous a été facile de voir qu'ils savent se creuser des espèces de chemins couverts, ou des routes de communication d'un lieu à l'autre ; de sorte qu'un seul insecte produit quelquefois plusieurs pustules aqueuses ; quelquefois aussi nous en avons trouvé deux ou trois ensemble, et pour l'ordinaire fort près l'un de l'autre. Nous étions fort curieux de savoir si ces petits animaux pondaient des œufs ; et après de longues recherches, nous eûmes enfin la satisfaction de nous assurer de ce fait ; car, ayant mis sous le microscope un ciron pour en faire dessiner la figure par M. Isaac Colonnello, il vit, en dessinant, sortir de la partie postérieure de cet animal, un petit œuf blanc à peine visible et presque transparent ; il était de figure oblongue comme un pignon... J'avoue donc que je suis très-porté à croire que la gale, nommée par les Latins *scabies*, et décrite par eux comme une affection de la peau et comme une maladie très-contagieuse, n'est autre chose que la morsure des petits insectes dont j'ai parlé, lesquels rongeant continuellement la peau, y font de petites ouvertures par où s'extravasent quelques gouttes de sérosité et de lymphe. Cette sérosité ou lymphe extravasée forme les pustules aqueuses , dans lesquelles ces vers, continuant à ronger, causent une extrême démangeaison ; et lorsque le malade se gratte, il augmente et le mal et la démangeaison même ; il déchire non seulement les pustules aqueuses, mais encore la peau et les petites veines dont elle est parsemée, d'où s'ensuivent de nouvelles pustules, des plaies et les croûtes qui se forment sur les plaies.

« En effet, on ne voit jamais de ces plaies dans les endroits du corps où les doigts ne peuvent aisément atteindre, lors même que ces endroits sont tout couvers de gale, la seule morsure du ciron ne produisant que des pustules aqueuses. Au reste, ces petits animaux se glissent sous la peau par tout le corps ; mais ils se rassemblent en plus grande quantité dans les articulations, parce qu'ils s'introduisent et se nichent avec facilité dans les plis de la peau. En quelques parties qu'ils soient d'abord logés, il s'en trouve bientôt dans les mains, et surtout entre les doigts, car en grattant les parties où l'on sent la demangeaison, les ongles rencontrent des cirons, qui ne peuvent en être entamés, parce qu'ils ont la peau très-dure ; et ces cirons se glissant sous les ongles, et se faisant des routes sous la peau, se nichent plus facilement entre les doigs que partout ailleurs, et s'y font des espèces de nids, où ils déposent leurs œufs en si grande quantité, qu'un petit nombre de cirons suffit pour en couvrir bientôt tout le corps.

« Il me semble que ce que j'ai dit jusqu'ici peut servir à expliquer pourquoi la gale est si contagieuse. Les cirons passent aisément d'un corps à un autre par le seul contact de ces corps ; car ces petits animaux ayant une extrême agilité, et n'étant pas tous continuellement occupés à se creuser des passages sous l'épiderme, il s'en trouve souvent quelques uns sur la superficie de la peau et ils sont alors très-prompts à s'attacher à la première personne qui se présente ; et en quelque petit nombre qu'ils aient été reçus, ils multiplient prodigieusement en pondant des œufs. Il ne faut pas non plus s'étonner de ce que la gale se communique par le moyen des linges et autres hardes qui ont servi aux personnes galeuses; car il peut y rester quelques cirons. Ils vivent même hors du corps, jusqu'à deux ou trois jours, comme j'ai eu lieu de m'en assurer plusieurs fois par l'observation. On comprend aisément aussi comment la gale se guérit par les lessives, les bains, les onguens composés de sels, de soufre, de vitriol, de mercure simple, précipité, sublimé et d'autres semblables drogues corrosives et pénétrantes; car ces drogues s'insinuent dans les cavités les plus profondes, dans les labyrinthes les plus reculés de la peau, et y tuent infailliblement les cirons. » (*Observationes circà humani corporis teredinem. Miscellan. natur. curiosor. decuriæ* 2, *an.* 10; *appendix*, *pag.* 33 *et seq.*; et *Collection académique*, tome V, page 574 et suiv.)

Morgagni crut aussi avoir retiré l'acarus des vésicules, chez une dame qui, à la fin d'une maladie grave et longue, eut une éruption critique très-abondante sur tout le corps, et particulièrement sur les mains. (*Voyez* la lettre 55.)

Rohault avança qu'il avait le dos couvert d'écailles; il a été sans doute induit en erreur par les stries et les nombreux tubercules dont il se trouve en effet hérissé.

Linnée le classa le premier, et en donna les caractères spécifiques. Il le rangea dans la classe des insectes *aptères*, genre *Acarus*, sous le nom d'*Acarus humanus subcutaneus* et puis sous celui d'*Acarus scabiei*; mais plus tard, cet habile naturaliste commit la faute de le confondre avec la mitte de la farine et ne revint jamais de cette erreur. Il avance, pour prouver cette opinion, que des nourrices communiquent souvent la gale à des enfans atteints d'*erythema intertrigo* (Alibert), en saupoudrant les parties malades avec de la vieille farine infectée de mittes.

Voici la description qu'il en donne dans sa *Faune suédoise* : « Très-petit, à peine de la grosseur d'une lente, un peu arrondi, tête à peine visible, bouche et pates rousses ou jaunâtres, ventre en forme d'œuf, de couleur aqueuse, marqué sur le dos d'une double ligne en croissant ou de deux lignes courbes brunes.... Il habite sous la peau de l'homme, où il cause la gale. Dès qu'il a déterminé une vésicule, il s'éloigne un peu en suivant les rides de la peau ; il s'arrête de nouveau et occasione de la démangeaison. Avec de l'habitude, on peut l'apercevoir, à l'œil nu, caché sous l'épiderme. On l'extrait facilement avec une épingle ; placé alors sur l'ongle, il se meut à peine ; mais, réchauffé par l'haleine, il se met à courir avec rapidité. »

Degeer vint ensuite : ayant observé l'insecte par lui-même, il le décrivit avec une grande exactitude ; il releva l'erreur de Linné ; remarqua qu'on ne trouvait pas les lignes courbes indiquées par ce savant naturaliste, traça les caractères spécifiques du vrai acarus de la gale, ainsi que ceux de la mitte qui habite le fromage et la farine, et donna la figure de ces trois insectes. Son dessin est le plus exact de tous ceux qui ont été publiés jusque dans ces derniers temps.

Il regarda l'acarus comme la cause de la gale, et signala la circonstance suivante : « que la mitte, ôtée de dessous l'épiderme, ne se donne d'abord aucun mouvement, mais que peu après elle commence à remuer les pates et à se mouvoir, quoique assez lentement ». Voici les caractères qu'il lui assigne : « Mitte un peu arrondie, blanche, à pates roussâtres, courtes, surtout les postérieures ; ces quatre pattes postérieures munies d'un long poil ; les quatre tarses antérieurs en tuyau, et terminés par un petit renflement en forme de vessie ; tête en forme de museau, court, cylindrique, arrondi au bout et garni de quelques poils ; surface du corps comme raboteuse et parsemée de plusieurs poils. » (Degeer , *Mémoires pour servir à l'Histoire des insectes*, Stockholm, 1778, in-4º, t. 7, p. 92.)

Fabricius le plaça dans la classe des Suceurs (*Antliata*). Il crut aussi qu'il existait dans les pustules de la gale; ajoutant que le caractère contagieux de cette affection, son traitement, son analogie avec les noix de galle, prouvaient que l'insecte était la cause et non un symptôme de la maladie. (*Entomologia systematica*, Brunsvigæ, 1805.)

Les caractères qu'il lui assigne sont les suivans : 1º caractère générique : suçoir à gaîne bivalve et cylindrique; deux palpes de la longueur du suçoir; 2º caractère spécifique : blanc, pates couleur de rouille, les quatre postérieures munies d'un long poil.

Latreille le plaça dans un nouveau genre qu'il créa, et auquel il donna le nom de *Sarcopte*. Ce genre, qui faisait partie de la sous-classe des Acères, de l'ordre des Solenostomés, et de la famille des Tiques, avait les caractères suivans : corps aptère, sans distinction de tête ni d'anneaux; organe de la manducation formant un simple avancement antérieur ou un suçoir sans palpes apparens; huit pates courtes. Plus tard, dérouté par la figure de l'acarus de M. Galès, et par l'inutilité de ses recherches, M. Latreille supprima ce genre. M. Dugès, dans un mémoire lu à l'Académie de Médecine, le 23 septembre dernier, a prouvé la nécessité de le rétablir.

Les autres auteurs qui ont parlé de l'acarus, et dont je n'ai pas fait mention, sont surtout : le jésuite Bonanni (*Observationes circa viventis et micrographia curiosa*, Romæ, 1691); Etmuller, (*Programma de Scabie Rivinus*); (*De pruritu exanthematum*); Casal (*Recherches médicales sur les Asturies*, 1762); Geoffroy (*Insectes des environs de Paris*, 1762); Wichmann (*OEtiologie der Krætze*, 1786 e 1791); Nyander (voyez *Amœnitates academicæ, exanthemata viva*, 1788,); Backer (*Du Microscope,*

chap. 18, pag. 193 ; voyez encore les *Transactions philo-
sophiques*, n° 283, tom. 5) ; etc.

Malgré cet ensemble de témoignages, plusieurs pathologistes en contestèrent l'existence, et surtout le rôle qu'on
lui faisait jouer dans la production de la gale ; ainsi, parmi
eux, nous citerons Lorry, qui ne fut pas ébranlé par l'autorité de Richard Mead (1) ; l'auteur de l'article *Gale* dans
l'Encyclopédie ; *Murray*, qui ne considérait l'acarus que
comme un accident de la gale et non comme sa cause, etc.

Les choses en étaient là, lorsque M. Galès, natif de la
Haute-Garonne, pharmacien à l'hôpital Saint-Louis, fit
des recherches qui semblaient devoir rendre désormais le
doute impossible. (Voyez sa thèse intitulée : Essai sur le
diagnostic de la gale, sur les causes, etc. Paris, août 1812,
n° 151.) Pour lui « *l'existence de l'acarus, jusqu'alors
conjecturale et trop faiblement étayée sur le témoignage
de l'œil nu, est devenue un fait d'autant plus incontesta-
ble, qu'il peut être soumis à une vérification journalière
et facile.* » (Page 9).

Ce fut le 26 mai 1812 que commencèrent ses recherches. Il en rend le compte suivant : « Je plaçai sous le microscope, dans un verre de montre, une petite goutte

---

(1) « Cette opinion s'appuie sur l'autorité de savans très-versés
dans les observations physiques, puisqu'elle a été partagée
par un homme d'un grand poids dans ces sortes de recherches, par Richard Mead, qui croyait en trouver la preuve
dans la constante guérison de la gale au moyen de topiques. Il
tenait cette opinion de Cosimo Bononio (*Phil. trans.* 283), qui,
dans une lettre adressée à Rhedi sur les insectes du corps humain,
après avoir examiné ces animaux et leurs œufs au moyen d'excel-
lens microscopes, nous les représente cachés dans les sillons de la
peau. Cependant ni Mead ni d'autres n'affirment les avoir vus
eux-mêmes. » (LORRY, *De Morbis cutaneis*, pag. 230.)

d'eau distillée et dans laquelle je m'assurai préalablement qu'il n'y avait aucun animalcule visible; je délayai dans cette eau, avec la pointe d'une lancette, le fluide exprimé d'un bouton de gale que je venais d'ouvrir ; mais ce fut en vain que je scrutai de l'œil le plus attentif toute l'étendue de la liqueur, pendant plus de dix minutes, je n'y pus découvrir que des ombres informes et dont aucune ne ressemblait à quelque chose d'animé. Le même petit appareil, préparé dans deux autres verres, ne m'offrit rien de plus. J'allais terminer la séance, presque rebuté de mon peu de succès, quand l'idée me vint de remettre sous le microscope, et d'examiner de nouveau le fluide contenu dans le premier verre qui, depuis le moment que je l'avais retiré, était resté exposé à la chaleur du soleil. Je fus agréablement surpris de voir un insecte vivant, qui remuait vivement les pates, cherchait à se dégager de l'espèce de vase où il était embourbé, et qui bientôt, parvenu dans la partie limpide de la liqueur, montra si distinctement toutes ses formes, qu'un des témoins de l'observation, M. Patrix, en dessina sur-le-champ la figure d'une manière très-ressemblante (1). Je présumai que, paralysé par la fraîcheur de l'eau, le petit animal n'avait pu d'abord faire aucun mouvement pour sortir de la matière purulente où il se trouvait plongé, et qu'il avait eu pour cela besoin d'être ranimé par la chaleur. Dès ce moment j'ai eu soin de faire tiédir de vingt à vingt-quatre degrés l'eau dont je me sers dans mes expériences. » (Page 19.)

Selon M. Galès, l'insecte s'éloigne de la vésicule peu de temps après l'avoir produite, et il faut le surprendre avant sa retraite; aussi ne le trouve-t-on pas dans tous les bou-

(1) Cette figure, qui n'est aussi que celle de la mitte du fromage, a été reproduite dans le Dictionnaire des sciences médicales.

tons ; et on doit explorer préférablement les plus petits ;
ceux dont la sérosité est la plus limpide, et qui sont le
siége de la démangeaison la plus vive. On le rencontre
pourtant quelquefois dans des vésicules tout-à-fait purulentes, et même dans des croûtes galeuses formées alors
d'une agglomération de cadavres d'insectes.

Le nombre des individus cirons observés monte à
beaucoup plus de trois cents ; tous ont constamment offert
à M. Galès la même forme, à la grosseur près , et à l'exception du nombre des pates, qui est tantôt de six et tantôt
de huit, ce qui tient à un plus grand développement de
l'individu. L'auteur ajoute même que les cent quatre vingt-
trois premiers acarus observés n'avaient pas atteint cet état
de parfait accroissement.

Les femelles de ces animaux paraissent avoir l'abdomen
plus gros que les mâles, et portent souvent, sous les
poils qui terminent la partie postérieure, de petits corps
ovoïdes et transparens que M. Galès présume être des œufs.

Cet observateur a remarqué, dans le fluide où se trouvait le ciron, de très-petits insectes qui semblaient s'être
détachés de son corps ; et, à cette occasion, il se demande
si l'acarus, déjà si petit, aurait aussi des parasites. Quant
à l'étiologie de la gale, il regarde les cirons comme la
cause immédiate de cette affection, s'appuyant sur une
expérience tentée sur lui-même, et dont il rend le compte
suivant : « Le 2 de ce mois (août), immédiatement avant
de me coucher, je plaçai sur le dos de ma main gauche,
vers l'origine du poignet, plusieurs cirons vivans. J'avais
pris la précaution de chauffer légèrement la partie de la
peau sur laquelle je les appliquai. Je les recouvris d'un
verre de montre, que je fixai par un bandage, tant pour
empêcher qu'ils ne fussent déplacés par le frottement, que
pour borner leur excursion sur l'épiderme. M'étant réveillé
trois heures après, je sentis sous le verre un petit cha-

touillement assez agréable qui m'annonça que mes parasites commençaient à s'évertuer. Le lendemain matin le léger
prurit de la nuit s'était changé en démangeaison vive et
importune. Je m'empressai d'enlever le verre, et je trouvai
sur le camp circulaire qu'occupaient les insectes trois petites pustules miliaires de caractère évidemment psorique.
J'avoue que je n'eus pas le courage de poursuivre au-délà
de ce premier période une expérience en elle-même assez
dégoûtante. Je travaillai à me débarrasser sur-le-champ
d'une infection dont le foyer est si prompt à s'étendre; je
frottai la partie infectée de liniment ammoniacal, ce qui
fit succéder au prurit une cuisson assez forte. Il m'en
resta une petite ulcération dont la nature et l'origine furent aisément reconnues par MM. *Bosc, Olivier, Duméril,
Latreille* et *Richerand.* » (Page 25.)

Enfin, à cette thèse, fut jointe une planche représentant
plusieurs figures de l'acarus.

M. Galès vit encore ; à ce titre on lui doit des ménage-
mens. Mais avec la meilleure volonté du monde, et malgré
le ton de bonne foi qui règne dans son ouvrage, on est
forcé de convenir qu'il nous a trompés, ou au moins qu'il
s'est trompé. Les trois cirons qu'il a fait dessiner ne sont autres que ceux du fromage, comme M. Raspail l'a prouvé, et il
suffit de jeter un coup d'œil sur les deux planches pour
voir que le dessin de M. Galès diffère entièrement du vrai
acarus de *Degeer.* L'auteur le reconnaît lui-même, tout en
protestant de l'exacte ressemblance de la figure qu'il donne
avec l'insecte qu'il prétend avoir rencontré (page 23). En
outre le procédé d'extraction qu'il indique n'a donné, par
la suite, aucun résultat, quoique répété fidèlement par
d'habiles observateurs.

Quoi qu'il en soit, les recherches de M. Galès, faites
en présence de toutes les notabilités scientifiques de l'é-
poque, firent grand bruit dans le temps ; ses idées furent

généralement adoptées ; et pendant six ans tout le monde crut à l'acarus.

En 1818 et 1819 M. Biet répéta les expériences citées, mais inutilement, même avec le fameux microscope horizontal d'Amici.

En 1820 M. Mouronval, assisté d'une foule d'autres élèves de M. Lugol, chercha l'acarus sans plus de succès, et cependant les recherches furent nombreuses et faites avec le plus grand soin. Ce praticien essaya en même temps un grand nombre de fois d'inoculer la gale au moyen de la sérosité contenue dans les vésicules, et ne réussit jamais. (Voyez Recherches sur la gale, par M. Mouronval. Paris, 1821.) Une foule d'autres observateurs ne furent pas plus heureux par la suite dans la recherche de l'insecte. Parmi eux nous citerons MM. Galeotti et Chiarugi, à Florence ; Rayer, Asselin, etc., à Paris.

Dès-lors on cessa de croire à l'existence de l'acarus, et les auteurs qui s'occupèrent de la pathologie cutanée s'accordèrent à traiter de fable tout ce qu'on avait écrit sur cet insecte. Les tentatives infructueuses de *M. Patrix*, à l'Hôtel-Dieu, achevèrent de rendre l'incrédulité générale.

Notre maître, le savant professeur Alibert, se renferma seul dans un doute philosophique, et attendit que de nouvelles recherches vinssent éclaircir la question. (Voyez sa Monographie des dermaloses, page 557). M. Raspail, tout en démontrant l'exacte ressemblance de l'acarus de M. Galès avec la mitte du fromage, n'avait pourtant pas nié l'existence d'un insecte parasite dans la gale de l'homme ; loin de là, il la regardait comme probable, et prophétisa même qu'à cet égard la lumière nous viendrait du midi. En effet, tandis que nos savans, armés des meilleurs microscopes, n'apercevaient sur la peau des galeux que des *globules inertes*, de simples patres, des enfans de huit neuf ans, munis d'une épingle, savaient extraire le *pedicello* avec facilité dans l'île de Corse, où la gale semble être endémique.

Ce fut auprès d'eux que M. Renucci, élève en médecine, apprit l'existence de l'acarus, et qu'il s'exerça à le retirer de l'épiderme. Le 13 août dernier, il le montra pour la première fois au milieu d'un nombreux auditoire étonné, accouru à l'hôpital Saint-Louis pour assister aux leçons que nous donne chaque année M. le professeur Alibert. Mais cette annonce fut accueillie avec incrédulité par beaucoup d'élèves, que tant de déceptions avaient mal disposés. Le mercredi suivant, 20 août, de nouveaux insectes furent encore extraits en présence de nombreux assistans; mais toute espèce de doute ne fut levée que dans une séance solennelle où M. le docteur Eymery avait convoqué une foule d'observateurs. La réunion eut lieu dans les sal. les de ce praticien si distingué. Là, en présence de MM. Alibert, Lugol, Miquel, Nicod, Voisenet, etc., je présentai d'abord à M. Raspail un acarus mort que j'avais retiré la veille; un premier acarus vivant fut ensuite extrait par M. Eymery lui-même, et examiné au microscope par M. Raspail, qui lui reconnut la forme indiquée par Degeer. Immédiatement après je fis l'extraction de quatre autres insectes présentant tous le même caractère.

Depuis, plusieurs centaines d'acarus ont été découverts, et la question de l'existence d'un animalcule dans la gale de l'homme ne saurait présenter maintenant la moindre incertitude.

Ce n'est pas seulement chez ce dernier que l'existence d'un ciron parasite a été constatée. Des observations authentiques prouvent qu'un insecte du même genre peut se rencontrer sur la peau de plusieurs animaux atteints en même temps d'une affection cutanée contagieuse.

Aussi, il résulte des travaux de MM. Bosc, Huzard, Latreille, Geoffroy de Saint-Hilaire, Duméril, Walz et Saint-Didier, qu'en enlevant avec une brosse, ou autre chose, les croûtes ou plutôt l'espèce de poussière écailleuse que fournissent les pustules en se desséchant, et examinant attentivement cette poussière au soleil, on distingue même à l'œil nu une foule de petits corps organisés, qui ne sont autre chose que des acarus, et que presque toujours çà et là on peut rencontrer dans la peau des œufs de ces animalcules.

Au rapport de Gohien, des espèces différentes d'acarus ont été observées dans le cas de gale sur le cheval, le chien, le chat, le lapin et plus tard le bœuf. Walz a signalé l'acarus du mouton et celui du renard. Plusieurs faits sembleraient prouver que ces animaux peuvent transmettre la gale non-seulement à des individus de leurs espèces, mais encore à ceux d'autres familles, et même à l'homme. Je tiens des employés de l'établissement d'équarissage de Montfaucon, que souvent, après le contact prolongé de chevaux galeux, ils sont atteints de vives démangeaisons qui durent vingt-quatre heures et même trois jours.

Le siége de la gale des animaux est presque toujours dans les endroits où la peau forme de nombreux plis et recouvre une plus grande épaisseur de tissu cellulaire ; tels sont les côtés du garrot et de l'encolure, les épaules, etc. Chez le cochon, elle se déclare surtout aux aisselles et à la face interne des cuisses ; chez le chien, c'est au dos, à la croupe et quelquefois aux oreilles ; c'est le plus souvent à cette dernière partie chez le chat. Ces régions sont alors le siége d'une vive démangeaison. Au reste, l'éruption est caractérisée, comme chez l'homme, par l'apparition de vésicules ou de pustules à base dure, s'ulcérant bientôt et se recouvrant de croûtes.

G.-H. Walz, vétérinaire allemand, a traité *ex professo* de la gale du mouton dans une brochure qui paraît écrite avec conscience et bonne foi (*De la Gale du mouton*, traduit de l'allemand, de G.-H. Walz; Paris, 1811).

Cet ouvrage, où M. Galès a sans doute puisé l'idée de ses recherches, renferme des détails très-circonstanciés sur l'acarus qui occasione la gale des moutons, et on y trouve en outre cet insecte figuré. Voici l'analyse des faits qui peuvent nous intéresser. Chez les troupeaux, la gale peut se déclarer spontanément ou par contagion. Elle se montre spontanément surtout lorsque les moutons ont été long-temps exposés à des pluies qui durent plusieurs semaines. Les individus les plus fréquemment atteints sont alors ceux qui ont la peau fine et une faible toison. Les symptômes de cette affection spontanée sont les suivans : desquamation de l'épiderme, puis inflammation partielle de la peau avec secrétion d'une matière séreuse formant des croûtes; bientôt gonflement œdémateux, et teinte bleu-verdâtre de la portion de peau malade.

Peu de jours après que les tégumens ont pris cette couleur, des acarus commencent à se montrer; ils s'étendent et propagent la maladie; bientôt ils s'accouplent, et dix à douze jours après apparaissent de petits boutons ou pustules, qui ne tardent pas à prendre la teinte bleu-verdâtre en laissant suinter un liquide séreux; alors, nouvelle apparition, au dehors, d'acarus, puis accouplement, etc. M. Walz, partisan des idées de Kant, explique ce qui se passe alors par la génération spontanée. Il ajoute : « Si l'on prend un ou plusieurs *acares* femelles fécondées, qu'on les pose sur un mouton parfaitement sain et à l'extrémité d'un brin de laine, on observera d'abord que ces femelles se porteront sur une partie saine de la peau, où bientôt elles s'introduiront. L'endroit par où elles ont pénétré dans la peau est à peine visible, et ne se distingue que par un petit point rouge. Le dixième ou douzième jour on découvre avec le doigt une petite enflure; immédiatement après, la peau change de couleur et prend une teinte bleu-verdâtre; il s'y établit une suppuration, et le seizième jour les mères se montrent avec leurs petits qu'elles traînent après elles, attachés à leurs pates, couverts d'une portion de la coque de l'œuf. Il arrive souvent que des femelles, sans avoir été fécondées une seconde fois, rentrent de nouveau dans une portion saine de la peau, le second jour, pour y déposer une nouvelle ponte. Dans l'intervalle, les petits s'introduisent dans la peau au voisinage de l'endroit où ils ont pris naissance, s'y nourrissent, s'y développent et s'accouplent; les changemens de la peau décrits plus haut, se répètent et se succèdent plusieurs fois, à Page. 3.

Si l'on débarrasse un mouton de tous ses acarus, il guérira spontanément au bout de quelque temps. L'acarus mâle, substitué à la femelle fécondée et placé comme nous l'avons dit plus haut, produira les mêmes symptômes. Seulement ces symptômes disparaîtront bientôt et sans employer aucun remède.]

Cet insecte est plus blanc, plus éclatant que celui de la gale de l'homme; sa forme est aussi plus allongée, moins toutefois que celle de la mitte du fromage; enfin, son corps est plus grand. La femelle a huit pates; le mâle, six seulement, savoir: quatre pates antérieures, deux postérieures, et en outre au côté interne de celles-ci deux appendices qui paraissent être les rudimens des pates qui manquent. Toutes ces pates, à l'exception des pates postérieures externes chez les femelles, sont munies d'une tige mince terminée elle-même par un renflement particulier qu'on retrouve dans beaucoup de mittes.

Les femelles sont plus grandes, plus allongées, en plus grand nombre que les mâles. Leur abdomen est plus volumineux, surtout si elles ont été fécondées. Dans l'acte de l'accouplement, les deux acarus se tournent le dos et sont réunis par les deux extrémités du bas-ventre. La même chose a lieu chez l'acarus du cheval.

Quant aux œufs, que la simple vue de l'homme distingue à peine, ils ressemblent à ceux de fourmi ; ils sont lisses et ont l'éclat de la perle. Souvent ils tiennent encore à la pâte velue de leur mère. Chaque ponte dure de quatorze à quinze jours et produit de huit à quinze petits. Placés sur la peau humaine, les acarus du mouton ne peuvent ni la pénétrer ni en changer l'apparence, et ne sauraient par conséquent y vivre.

L'acarus du cheval., reconnu depuis long-temps par M. Rainard, vétérinaire distingué de Lyon, a été étudié sous le rapport entomologique par M. Raspail, qui lui assigne les caractères suivans : Ses dimensions sont à peu près celles de l'acarus de l'homme (1/16 de ligne en longueur). Le mâle est un peu plus petit que la femelle. Le corps de l'animal forme moins l'écaille de tortue que celui de la gale de l'homme, et les stries du dos sont moins apparenrentes. Les pates, au nombre de huit, sont de couleur purpurine ainsi que le museau. Enfin, ces huit pates sont munies d'une petite tige avec deux articulations surmontées d'un bouton, appareil que M. Raspail nomme *ambulacrum*, et que nous avons déjà indiqué sur l'acarus du mouton.

J'ai récemment rencontré plusieurs de ces acarus, étant avec M. le docteur Beaude, sur un cheval galeux qu'on allait abattre dans l'enclos de Montfaucon. Ces insectes présentaient la particularité suivante : qu'ils étaient tous accouplés et cachés sous de larges lambeaux d'épiderme qui se détachaient facilement. Ils m'ont aussi paru plus gros que ceux de l'homme.

Après avoir analysé rapidement l'histoire des travaux antérieurs sur l'acarus, il me reste maintenant à rendre compte des faits que j'ai pu observer et des conclusions que j'ai cru devoir tirer de ces mêmes faits. Placé comme élève à l'hôpital Saint-Louis dans un service consacré spécialement au traitement de la gale, j'ai pu multiplier mes observations et mes recherches, animé, d'ailleurs, par le désir d'être utile et par la bienveillance de mon honorable et distingué chef de service.

La gale de l'homme est caractérisée, comme on le sait, par de petites vésicules ou pustules, dont la base est formée par une portion du derme légèrement tuméfiée, et dont le sommet acuminé présente assez souvent une teinte un peu sombre à cause de l'absorption des rayons lumineux qui passent à travers l'épiderme mince et transparent. Si l'on vient à ouvrir une de ces vésicules, et qu'on fasse écouler la sérosité, on aperçoit au centre une petite cavité, due plutôt à la tuméfaction du derme ambiant qu'à une véritable ulcération, puisque les boutons de gale ne laissent pas de cicatrice. J'ai cru remarquer, dans quelques cas, qu'on pouvait enlever une portion de l'épiderme qui recouvre la vésicule, sans percer celle-ci, ce qui semblerait indiquer qu'elle serait non-seulement formée par un soulèvement de l'épiderme, mais encore revêtue d'une enveloppe propre. Ces vésicules, qui s'accompagnent d'une démangeaison incommode, semblent apparaître tout à coup; elles s'accroissent ensuite avec plus ou moins de rapidité; une douce chaleur, telle que celle du lit ou d'un bain, paraît favoriser leur développement.

Si l'on examine avec soin ces vésicules aux mains et dans quelques cas aux pieds, on remarquera que plusieurs d'entre elles, peu après leur développement, présentent à leur sommet ou par côté un petit point pareil à celui qui résulte d'une très-petite piqûre de puce, moins l'aréole rouge. Quelquefois ce point s'allonge un peu en demi-cercle et se trouve situé sur une petite tache blanchâtre.

En pressant la vésicule, on fait suinter, par ce même point, un peu de sérosité.

Sur d'autres boutons plus avancés, on apercevra, à partir du point signalé, une trace ponctuée, noirâtre ou blanchâtre, tantôt allant du sommet à la circonférence, tantôt traversant la vésicule comme un *diamètre* ou une *corde*, en passant ou non par le sommet.

L'on s'assure facilement que le point et la trace ponctuée sont contenus dans l'épaisseur de l'épiderme, en enlevant celui-ci et en l'examinant à la loupe.

Observée avec plus de soin, la trace ponctuée paraît être l'origine d'un petit chemin couvert, improprement appelé *sillon*, et que nous nommerons *cuniculus*. En effet, en se plaçant au soleil, on peut voir, à l'extrémité de la trace opposée au petit point et sur le côté de la vésicule, une petite tache blanche avec un point brunâtre. En soulevant l'épiderme en cet endroit, on peut, sans percer la vésicule, en extraire un petit insecte, qui n'est que l'acarus ou sarcopte n'ayant acquis alors que le tiers de son développement.

C'est cette position de l'insecte qui a induit en erreur les premiers observateurs, en leur faisant croire que cet animalcule se trouvait dans la vésicule même.

Il est donc essentiel de remarquer qu'il n'y a jamais communication entre le sillon ou *cuniculus* et celle-ci; cette communication, quand elle existe, est purement accidentelle; et, ce cas excepté, il est toujours facile d'enlever l'acarus, sans qu'il s'écoule la moindre sérosité.

Je n'ai pas encore vu deux *cuniculus* commencer à la même vésicule, quoique les sillons s'entrecroisent quelquefois.

Toutes les vésicules ne donnent pas naissance à un sillon; chez beaucoup de galeux, et partout ailleurs qu'aux pieds et aux mains, la plupart d'entre elles sont même *stériles*, et disparaissent bientôt, emportées par les ongles du malade et par le frottement du linge. On conçoit aussi qu'un grand nombre de celles qui présentent des rudimens de sillons doivent être également déchirées.

Dans les cas qui se présentent le plus souvent chez les galeux, l'animalcule a prolongé son sillon à une, deux, quatre, six lignes au-delà de la vésicule primitive; il accomplit ce travail dans un espace de temps très-variable; ainsi, dans mes essais d'inoculations de la gale, un acarus, placé sur un de mes doigts, a mis vingt jours pour tracer un sillon de deux lignes; un autre insecte, placé au pli du bras, n'a mis que trois jours pour se frayer un *cuniculus* de même longueur.

J'ai enlevé plusieurs fois une portion de l'épiderme sous lequel l'acarus avait cheminé; et, en examinant ce lambeau à la loupe, il m'a semblé que le *cuniculus* était creusé, dans l'épaisseur même de l'épiderme, en sorte que, sur les deux faces de cette membrane, il existait une saillie en relief; mais il est probable que cette disposition tenait à une nouvelle sécrétion de l'épiderme, après le passage de l'animalcule; ce qui le prouve, c'est qu'en soulevant plus loin cette lamelle épidermique, on ne peut jamais enlever en même temps l'insecte, qu'on trouve dans ce cas appliqué immédiatement sur le corps muqueux.

Outre la vésicule primitive, deux ou trois autres vésicules secondaires se développent quelquefois sur le trajet du *cuniculus*, sans toutefois communiquer avec celui-ci. Dans d'autres cas, les malades observent qu'après avoir percé une vésicule, une autre survient à côté; celle-ci ouverte, une troisième peut se montrer un peu plus loin, et alors il existe toujours un sillon. L'insecte ne tarde pas à perdre néanmoins la faculté de produire des vésicules, et poursuit simplement son *cuniculus*, à l'extrémité duquel il se tient toujours sans rétrograder. Sa présence est annoncée, en ce lieu, par un soulèvement de l'épiderme et souvent par un petit point brunâtre, qui n'est que l'ensemble de ses pates antérieures et de son museau.

Dans beaucoup d'autres cas, surtout chez certains galeux, des sillons qui peuvent n'avoir même qu'une ligne de longueur se montrent sans vésicules. Le plus souvent alors on aperçoit à une des extrémités un petit espace de la peau, privé d'épiderme et entouré d'un petit liseré caractéristique, trace de l'existence d'une vésicule; mais d'autres fois cet indice manque, et on est forcé d'admettre que le *cuniculus* a été formé par l'insecte, sans que sur son trajet des vésicules se soient développées; ce qui, au reste, m'est arrivé en plaçant des acarus en divers endroits de la peau; des sillons ont été creusés, et les vésicules ne sont venues que consécutivement et nullement sur le trajet des *cuniculus*.

Ces sillons sont souvent tortueux ou bien dirigés en suivant les rides naturelles de la peau. On les observe, comme nous l'avons dit, aux mains, surtout à la face dorsale, entre les doigts et au poignet, quelquefois aux pieds; enfin, plus rarement je les ai rencontrés, ainsi que l'acarus aux aiselles, au pli du bras, aux fesses, etc.; ils s'étendent, dans ce dernier cas, sur une portion de la peau légèrement tuméfiée et comme tuberculeuse. L'absence presque complète des sillons partout ailleurs qu'aux pieds et aux mains est facile à concevoir; à cause du peu d'épaisseur de l'épiderme, l'action des ongles et le frottement du linge suffisent pour détruire les *cuniculus* plus larges et plus superficiels.

Les sillons ainsi que les acarus se rencontrent généralement chez tous les galeux qui n'ont pas fait de traitement, on les observe de même dans les trois espèces de gale décrites par les auteurs. Dans l'espèce dite pustuleuse, l'inflammation s'empare quelquefois des *cuniculus*, et on les trouve alors pleins de pus. Il n'existe aucun rapport entre le nombre des vésicules et celui des sillons.

Après un espace de temps variable, mais qui peut s'étendre au-delà de plusieurs semaines, depuis l'apparition du sillon, l'acarus, après avoir acquis son entier développement, disparaît, et le sillon lui-même s'efface peu à peu.

On peut extraire l'insecte au moyen d'une épingle, comme nous l'avons indiqué; on introduit obliquement la pointe de cet instrument sous l'épiderme, qu'on renverse, et le plus souvent on retire l'acarus, qui tant qu'il n'est pas mouillé par la sérosité de la vésicule, s'attache avec une facilité extrême à tous les corps environnans, et par conséquent à l'extrémité de l'épingle. Ainsi extrait, il est d'abord immobile, et ce n'est qu'au bout de deux à quatre minutes, qu'on le voit agiter ses pates et bientôt marcher et même courir avec facilité; les jeunes acarus sont surtout remaquables par leur agilité.

Quoique nous n'ayons signalé la présence de cet insecte que dans les cuniculus, il est possible et probable même qu'il existe ailleurs; son organisation qui lui permet de courir avec facilité, et surtout le témoignage d'une foule d'observateurs, ne permettent pas de douter qu'il ne puisse exister libre sur la peau, où il se cache dans les petits sillons et les plis des articulations.

L'acarus de la gale vient d'être étudié récemment, sous le rapport entomologique, par MM. Dugès et Raspail (voy. *Bulletin de Thérapeutique*, tom. VII, liv. suppl.); ce dernier observateur et M. le docteur Beaude (*Journal des connaissances médicales*, 15 septembre 1834), en ont donné une figure très-exacte, accompagnée de détails intéressans.

M. Dugès le place dans l'ordre des Acariens, de la classe des Arachnides, ordre qui renferme la mitte du fromage et une foule de petits insectes qui vivent en parasites sur d'autres animaux. Leur caractère distintif est : *tête soudée au tronc* et *huit pates ambulatoires.*

M. Raspail a rétabli le genre Sarcopte de Latreille, et lui assigne le caractère suivant : « Corps un peu arrondi, comme comprimé sur ses deux faces, et imitant la tortue ; blanc, strié, hérissé sur le dos de papilles rigides. Huit pates, les quatre antérieures placées à côté de la tête et comme palmées ; les quatre postérieures distantes. Les quatres pates antérieures, au moins, sont munies d'*ambulacrum.* »

Notre insecte, placé dans ce genre, sous le nom de sarcopte de l'homme (*sarcoptes hominis*), est blanc opalin , transparent, de forme arrondie et presque circulaire ; sur son dos on aperçoit plusieurs rangées de petits tubercules surmontés de poils, et dans quelques cas, j'ai rencontré deux taches rouges, un peu en forme de *croissant* ; j'ignore si c'est un signe distinctif de l'âge ou du sexe. Il n'existe ni tête ni corselet, mais une sorte de bec ou museau, formé par deux mandibules, ressemblant aux pinces d'écrevisses. Cette espèce de museau est rouge, court, un peu aplati en forme de palette, arrondi au bout, hérissé de plusieurs poils et inséré dans un angle dont le sommet se prolonge sur le thorax en une ligne d'un rouge doré. Les pates sont au nombre de huit ; leur couleur est d'un rouge foncé ; on distingue les quatre pates antérieures, placées de chaque côté de l'organe de la manducation, et formées de quatre articulations, et d'une pièce basilaire oblique, qui offre comme un triangle, dont l'hypothénuse est tournée du côté de la partie postérieure du corps. Chacune de ces articulations est hérissée de poils, et la dernière est armée, en outre, d'une sorte de tige ou article très-long, fragile, mince, terminé par une petite caroncule en godet. Appareil qui sert à la progression, et que M. Raspail désigne sous le nom d'*ambulacrum.*

Les quatre pates postérieures sont éloignées des antérieures, elles sont beaucoup plus courtes; mais présentent
au reste la même organisation que celles-ci, si ce n'est que
l'*ambulacrum* manque, et se trouve remplacé par un long
poil, aussi long que le corps; l'abdomen les couvre aussi
presque entièrement, et l'anus, tantôt saillant, tantôt ef-
facé, se montre à la partie postérieure de l'animal. Toute
la surface de son corps est tapissée, suivant M. Raspail,
d'un vaste réseau cellulaire très-résistant; j'ai constaté plusieurs fois moi-même cette résistance; ainsi, en écrasant
l'insecte sur l'ongle, lorsqu'il est *vivant*, on entend très-
distinctement un petit craquement. Sa longueur n'excède
pas un demi-millimètre, et on en trouve qui dépassent à
peine la moitié de cette longueur. Selon M. Galès, le plus
petit acarus qu'il avait observé avait 0,557 millimètres.

Si l'on examine le mode de progression de cet insecte
sous l'épiderme, il est facile de se convaincre qu'il ne se
fraie pas son *cuniculus* à la manière des taupes; ses pates
ne sont nullement disposées pour cela; il agit plutôt en
soulevant l'épiderme, au moyen de son bec qui est un
peu aplati; les poils qui hérissent son dos, et qui sont
dirigés en arrière, l'aident dans son travail, en rendant,
comme l'a ramarqué M. Raspail, tout recul impossible.
Cette manœuvre fait éprouver au malade une assez vive
démangeaison, qu'il diminue en se frottant.

En observant plusieurs sarcoptes au microscope, il est
rare qu'on n'envoie pas quelquesuns pondre de petits œufs
oblongs, blancs, transparens, et ayant, selon M. Dugès,
le tiers de la longueur de l'animal; les mères abandon-
nent ces œufs, à moins que ceux-ci ne viennent à s'embar-
rasser dans leurs poils. Si l'on place un sarcopte sur l'é-
piderme, on le voit errer çà et là en suivant de préférence
les rides de la peau, et en exécutant une petite manœuvre
qui consiste à élever la partie postérieure de son corps, et à

se cramponner, au moyen des caroncules qui terminent l'*ambulacrum*.

A une température de 15 à 18 degrés, j'ai pu garder ces animaux vivans trois à quatre jours après leur extraction.

Quant à l'action du traitement employé pour guérir la gale, voici ce que j'ai observé : J'ai pu retirer des acarus vivans, quoique le malade eût pris deux à trois bains sulfureux (quatre onces de sulfure de potasse pour un bain ordinaire). Il arrive au contraire fréquemment qu'on les retire morts après une seule friction avec la pommade d'Hemmerich (axonge, 8 p.; souffre, 2 p.; sous-carbonate de potasse, 1 p.). Après quelques jours de frictions, on ne trouve plus que des débris reconnaissables à de longs poils qui résistent davantage à la décomposition.

Mais, quoique les insectes soient morts, la gale n'est pas détruite pour cela, et on voit encore pousser des boutons pendant quelques jours.

J'ai fait quelques expériences pour m'assurer de l'action de certains agens sur les sarcoptes, immédiatement après leur extraction. Pour cela, après les avoir placés dans une goutte de liquide, j'examinai au microscope le temps pendant lequel ils continuaient à s'agiter. Pour éviter toute erreur, il faut avoir soin de renouveler les liquides, qui s'évaporent facilement ou qui laissent précipiter un dépôt.

Par exemple, placé dans une solution de sous-acétate de plomb, le sarcopte ne tarde pas à périr, enveloppé par une couche de carbonate de plomb, si l'on ne renouvelle pas la goutte de liquide. Avec cette précaution l'insecte peut au contraire vivre assez long-temps. Ces expériences ont été faites à la température ordinaire du mois de septembre.

Placés dans un liquide un peu visqueux, tel qu'une

solution de gomme, ils cessent de se mouvoir; mais leur mort n'est qu'apparente, et, en ajoutant de l'eau, on les revoit pleins de vie.

Immergé dans de l'eau pure, l'acarus est encore vivant après trois heures.

Dans une goutte d'eau salée il s'agite, mais faiblement, au bout de deux heures.

Dans une solution d'extrait de saturne, l'animal est encore vivant après une heure.

Dans une goutte d'huile d'olive, d'amande douce et de ricin, après deux heures il s'agite encore.

Dans une goutte d'huile de croton tiglium, il est vivant après une heure. Examiné quatre heures après, il est mort.

Dans de l'eau de chaux, mort après trois quarts d'heure.

Dans du vinaigre, mort après 20 minutes.

Dans de l'alcool à 30 degrés, mort après 20 minutes. En ajoutant de la naphtaline, la mort est plus prompte.

Dans une solution de carbonate alcalin, mort après 20 minutes.

Dans une solution de sulfure de potassium, mort au bout de douze minutes.

Dans de l'essence de térébenthine, mort après 9 minutes.

La mitte du fromage, placée dans le même liquide, cesse de s'agiter au bout de trois à quatre minutes.

Dans une solution concentrée d'hydriodate de potasse, mort après quatre à six minutes (1).

Dans une solution d'acide arsénieux, mort après quatre minutes.

Dans de l'acide sulfurique étendu de trois quarts d'eau, mort après trois minutes.

______

(1) Peut-être pourrait-on employer avec avantage cette solution dans le traitement de la gale.

Dans la créosote pure, les alcalis et les acides minéraux concentrés, mort immédiate.

Placé le soir au milieu d'un petit tas de fleur de soufre, le sarcopte a été retrouvé mort le lendemain; en remplaçant la fleur de soufre par de la poudre de lycopode, l'animal était vivant après vingt-quatre heures.

Cependant, plongé dans de la fleur de soufre, et retiré après une heure, il n'était pas mort; enfin il est resté 16 minutes sans mourir, placé dans un verre de montre et en contact avec la vapeur du soufre, dégagée par la combustion.

La question de la présence d'un insecte sur la peau des personnes atteintes de la gale étant évidemment et complétement résolue par l'affirmative, il en reste une autre bien plus intéressante; c'est celle-ci: Le sarcopte est-il réellement la cause de la gale, ou peut-on le considérer seulement comme un parasite qui accompagne cette affection? Avant de discuter la question, je vais rapporter les essais d'inoculation que j'ai tentés dans le but de l'éclaircir.

Le 28 août, en présence de plusieurs médecins et élèves, je plaçai deux acarus vivans à la partie moyenne et antérieure de l'avant-bras gauche. Ainsi que l'avait fait M. Galès, je couvris ces insectes au moyen d'un verre de montre que je fixai convenablement. Le petit appareil fut levé le 30 août; il existait deux petits sillons superficiels, d'une demi-ligne de longueur, à l'extrémité desquels on apercevait deux petits points blancs, indices de la présence de l'acarus. Je replaçai l'appareil en remplaçant le verre de montre, dont les bords contondaient la peau, par un morceau de linge fin doublé, recouvert lui-même et débordé par un emplâtre de diachylum; mais, six jours après, les points blancs et les sillons s'effacèrent et disparurent. Pendant la durée de l'expérience, j'éprouvai quelques démangeaisons.

Le 1er septembre, je plaçai à la partie antérieure et un peu inférieure de l'avant-bras droit sept acarus bien vivans, que je couvris également avec du linge et du diachylum. Quatre jours après, apparition de quatre à cinq *cuniculus* bien caractérisés; le 6 septembre, deux insectes sont extraits des sillons, en présence de MM. les docteurs Eymery et Robert et de M. Forget, interne. Examinés au microscope, ils sont pleins de vie. On les replace sur la peau. Le 12 du même mois, un autre sarcopte est extrait en présence de M. le docteur Beaude; il est également plein de vie; le 14, vive démangeaison et apparition d'une vésicule dans l'espace circonscrit par le diachylum. Les *cuniculus* ont alors deux lignes de long. Le 16, apparition de nouvelles vésicules auprès des sillons, mais non sur leur trajet; plusieurs médecins distingués, entre autres M. Eymery, leur reconnaissent un caractère évidemment psorique. La sérosité de quelques unes d'entre elles se trouble; et enfin, aucune n'existe dans les points où le diachylum est en contact immédiat avec la peau. Le 17, le frottement du linge a détruit presque toutes les vésicules de la veille; néanmoins, deux ou trois nouveaux boutons apparaissent encore. Le linge est taché en plusieurs endroits. Le lendemain, je mets fin à l'expérience en me frottant avec la pommade sulfuro-alcaline. Pendant toute la durée de l'expérience, démangeaison par intervalle.

Le 9, six acarus ont été emprisonnés sur mon annulaire au moyen d'un doigt de gant. Le lendemain, apparition de deux *cuniculus* d'une demi-ligne; parmi les acarus qui les habitaient, l'un s'est fait voir pendant dix jours, l'autre pendant près de trois semaines; après ce temps, ils ont disparu : dans l'intervalle, j'ai cautérisé plusieurs vésicules suspectes développées sur le même doigt, et j'y ai aperçu deux nouveaux *cuniculus*, provenant sans doute d'acarus qui s'y seront accidentellement attachés. Du reste, aucune vésicule ne s'est développée sur le trajet du sillon.

Dans une quatrième expérience, faite récemment, j'ai placé neuf acarus au pli du bras gauche, et je n'ai appliqué pour les maintenir qu'une bande et une compresse; quatre heures après, vives démangeaisons; et dès le lendemain apparition de quatre sillons. Plusieurs jours après, de petites vésicules acuminées se sont montrées sur mon avant-bras gauche.

Enfin, j'ai placé deux acarus sur le pli du bras de deux autres personnes qui ont bien voulu se prêter à mes essais; chez l'une d'elles, le cinquième jour, il y a eu apparition de trois à quatre vésicules ou pustules, accompagnée d'une vive démangeaison; je dois cependant ajouter que cette personne s'étant fortement grattée, les vésicules et les *cuniculus* ont disparu sans qu'elle ait jusqu'à présent contracté plus amplement la gale.

Chez l'autre personne, il n'y a de produit jusqu'à présent que deux sillons. Elle éprouve aussi de la démangeaison.

Si nous abordons maintenant la question relative au rôle que joue l'acarus dans la production de la gale, nous verrons que deux opinions sont soutenues; dans la première, on considère avec Murray l'acarus seulement comme un parasite de l'affection psorique; son développement, favorisé par la malpropreté et une saison chaude, s'effectuerait accidentellement sur les ulcères galeux, de la même manière que celui de la mitte domestique sur le vieux fromage; enfin, son existence chez les galeux ne serait pas constante, et n'aurait lieu que dans certaines circonstances. Ces assertions me paraissent erronées; le sarcopte se rencontre généralement sur tous les galeux qui n'ont pas fait de traitement, quels que soient leur âge et leur sexe. Je l'ai trouvé fréquemment sur de jeunes galeuses à peau fine , et dont la tenue semblait indiquer une propreté recherchée. Degeer et Hafeureffer l'ont observé en Suède et en Allemagne, aussi bien que Bonomo et Casal en Italie et en Espagne. En un mot, la présence de cet insecte peut être considérée comme le signe pathognomonique de la gale ; et ce signe est surtout important lorsque les vésicules sont en petit nombre, et déchirées par les ongles du malade.

Et d'ailleurs, sans tenir compte de mes essais d'inoculation, pourquoi l'acarus aurait-il la singulire propriété de ne vivre que sur les galeux, sans jamais exister, comme je l'ai constaté, ni sur les personnes seulement malpropres, ni sur celles atteintes d'autres affections cutanées de forme vésiculeuse on papuleuse? Qui pourrait l'attirer, serait-ce l'inflammation ? il ne séjourne jamais dans un lieu enflammé. Serait-ce la sérosité de la vésicule? il la fuit. Pourquoi la gale se guérirait-elle par de simples frictions irritantes avec des substances quant la propriété de tuer le sarcopte ? on voit donc qu'il n'y a nulle analogie entre cet insecte et celui qu'on observe accidentellement dans le *prurigo pedicularis* ou dans les *teignes*. Rien ne prouve la prétendue génération spontanée d'un animal qui pond des œufs, et dont on a observé l'accouplement chez deux espèces voisines. Walz a expérimenté qu'une espèce d'acarus était réellement l'artisan de la gale du mouton ; l'analogie porte donc à croire que le sarcopte de l'homme doit avoir la même action.

D'autres personnes ont pensé que l'acarus pouvait transmettre la gale, non pas par sa présence, mais en emportant accidentellement avec lui un principe morbide contagieux. Mais, dans ce cas, il faut nécessairement admettre que le virus appartient en propre à l'animal, puisque d'une part ce dernier ne se rencontre jamais dans la vésicule, et que de l'autre MM. Lugol et Mouronval ont inutilement tenté un très-grand nombre de fois d'inoculer la gale avec la sérosité des vésicules.

J'adopte donc comme plus probable, et comme conforme à tous les faits observés, la seconde opinion, d'après laquelle le sarcopte de l'homme est considéré comme la cause essentielle de la gale, et comme l'élément contagieux de cette affection.

A cet égard, voici ce qu'il me paraît le plus raisonnable d'admettre : La gale peut se communiquer, comme on le sait, par le contact médiat ou immédiat. Dans ce cas, des acarus, et surtout leurs œufs, déposés çà et là, sont transportés de la partie contaminée sur la personne qui s'expose à la contagion. Si ce sont des œufs, le temps d'incubation de la gale pourra varier depuis un jour jusqu'à huit à dix jours, suivant qu'ils seront plus ou moins près d'éclore; si ce sont des acarus arrachés par les ongles du malade de leur *cuniculus* et non encore parvenus à leur entier développement, la période d'incubation pourra être encore plus longue, et la maladie n'apparaîtra que lorsque des œufs auront été pondus et qu'ils seront éclos.

Pour le développement des vésicules, on pourrait penser qu'immédiatement après la sortie de l'œuf, le petit acarus s'enfonce sous l'épiderme en produisant le petit point que j'ai remarqué; que, par sa présence ou plutôt d'une manière inconnue, il occasione la tuméfaction du derme et la sécrétion d'une petite quantité de sérosité, avec laquelle il n'est jamais en contact; qu'il s'éloigne alors, en se frayant un *cuniculus* et, dans quelques cas, en produisant encore une ou deux vésicules.

Bientôt il perdrait cette dernière faculté et continuerait de tracer son sillon pendant un temps variable, après lequel, ayant acquis son entier développement, il quitterait l'épiderme pour s'accoupler, creuser ensuite un nouveau *cuniculus*, qui ne serait précédé d'aucune vésicule, et plus tard sortir de nouveau pour pondre des œufs et se perpétuer ainsi.

Il est cependant une circonstance importante sur laquelle je dois appeler l'attention, c'est la persistance de l'éruption vésiculeuse qu'on observe quelquefois, lors même qu'à la suite d'un traitement actif on ne trouve plus que des acarus morts, et que les frictions et les bains répétés ont dû détruire tous les œufs.

Il est rare en effet qu'on trouve des sarcoptes vivans après trois à quatre jours de traitement, et, néanmoins, la maladie se prolonge souvent dix à quinze jours. Ce fait est même tellement constant, qu'en voyant une éruption psorique un peu abondante couvrir les mains d'un malade, lorsqu'il n'y a pas de *cuniculus*, on peut avancer sans craindre de se tromper que ce malade a fait un traitement. Enfin, nous savons déjà que lors même qu'il existe des sillons, un grand nombre de vésicules n'en présentent pas de trace.

Dans un cas, j'ai vu un jeune homme chez lequel la gale avait reparu huit jours après sa sortie de l'hôpital, sans qu'il l'eût contractée de nouveau par contagion; ses mains étaient couvertes de vésicules acuminées assez développées; et je ne pus, néanmoins, découvrir aucune trace de cuniculus.

En rapprochant ce fait, et plusieurs autres faits analogues observés, des cas où la gale se montre rebelle à toute médication et où les vésicules peuvent disparaître pendant une maladie aiguë et reparaître ensuite, on serait conduit à penser que l'action de l'acarus, pour produire la gale, serait non-seulement locale et mécanique, mais qu'elle agirait encore sur toute l'économie d'une manière pour ainsi dire vitale et physiologique. L'acarus ne serait que la cause déterminante de la maladie, sans la constituer entièrement. On pourrait par là expliquer jusqu'à un certain point pourquoi des espèces de gale éphémère peuvent se transmettre d'un animal galeux à l'homme, quoique le sarcopte de ce même animal ne puisse vivre ni se développer sur la peau de l'homme.

En adoptant cette manière de voir, le traitement devrait avoir deux buts : 1° de détruire l'acarus; 2° de traiter l'affection psorique, qui néanmoins, dans le plus grand nombre des cas, se guérirait d'elle-même dès qu'une fois les sarcoptes auraient été enlevés. Je ne me dissimule pas qu'on pourrait faire beaucoup d'objections à ces explications; mais on y est conduit par tous les faits observés. Pourrait-on expliquer ces faits autrement ? c'est ce que de nouvelles recherches nous apprendront sans doute.

FIN.

www.ingramcontent.com/pod-product-compliance
Ingram Content Group UK Ltd.
Pitfield, Milton Keynes, MK11 3LW, UK
UKHW020059100726
13658UKWH00004B/1860